NOUVELLE ÉTUDE PRATIQUE

SUR LE

TRAITEMENT DU CHOLÉRA

SOUS TOUTES SES FORMES,

UTILE AUX FAMILLES
ET NÉCESSAIRE AUX MÉDECINS QUI N'ONT PAS ÉTÉ TÉMOINS
PLUSIEURS FOIS DE CETTE FATALE ÉPIDÉMIE.

NOUVELLE ÉTUDE PRATIQUE

SUR

LE TRAITEMENT DU CHOLÉRA

SOUS TOUTES SES FORMES,

UTILE AUX FAMILLES
ET NÉCESSAIRE AUX MÉDECINS QUI N'ONT PAS ÉTÉ TÉMOINS
PLUSIEURS FOIS DE CETTE FATALE ÉPIDÉMIE.

Soyez prompt dans l'attaque
si vous voulez vaincre.

Pour la troisième fois le choléra vient nous visiter ; espérons que, cette année, il n'aura pas cette vigueur sidérale de 1832, cette ténacité mortelle de 1849.

Espérons aussi que l'hiver favorisera sa retraite et que le printemps ne viendra pas le ramener avec toute la laideur de son cortége ; espérons enfin que toutes les classes de la société se souviendront de son génie morbide et qu'elles ne viendront pas offrir un appât à sa sinistre et occulte nature.

Pour déjouer les rigueurs d'un tel fléau, on ne saurait trop chercher de moyens. Pour s'en garantir, le principal, à notre avis, est d'instruire tout le monde des indications à remplir, afin que le peuple ne soit pas pris au dépourvu, et que, chacun en son particulier, son

6

médecin étant absent, puisse se soustraire, selon le cas, aux dangers les plus pressants, et pouvoir, au besoin, combattre le commencement, le milieu et la fin de cette affection.

Nous ne parlerons ici que du traitement et des traitements mis en usage par nous; nous y joindrons quelques réflexions que nous ont suggérées les diverses publications des maîtres de l'école sur la nature et le traitement de cette maladie; et ces quelques pages compléteront les idées que nous avons émises lors de la dernière épidémie du choléra.

Nous avons écrit sur cette impitoyable maladie en 1848, alors qu'elle menaçait la France; en 1849, nous avons suivi ces idées, écrites toutefois avec la réserve de n'être jamais exclusif.

Si nous reproduisons aujourd'hui nos traitements d'alors, c'est que nos prescriptions ont eu du succès. Nos médications étaient subordonnées à la nature des formes que l'épidémie présentait, et nullement liées aux appréciations absolues; nos manœuvres thérapeutiques se modifiaient, se changeaient, se métamorphosaient, selon le bon plaisir de cette raison pratique qui ne met en avant que des faits ou des résultats; et quand ceux-ci semblent être la synthèse d'une analyse claire et élucidée, le médecin alors, fort de son élucubration virtuelle, peut et doit tracer ce qu'il sait, surtout quand il s'agit de l'utilité publique.

Ces traitements que nous allons indiquer seront faciles à mettre en usage et seront à la portée de ceux qui auront besoin d'en faire l'application. Il va sans dire que le médecin saura en tirer tous les avantages possibles s'il comprend bien les motifs qui en prescrivent la nécessité; et, pénétré de la cause qu'il doit combattre, l'homme de l'art, sûr de la valeur des symptômes, remontera à une cause qui lui indiquera inévitablement le bon choix des moyens.

Nous avons, dis-je, publié en 1848, un mémoire sur la nature du choléra asiatique et sur la généralité de son traitement; alors comme aujourd'hui, nous formulions un traitement qui n'avait ni les conditions empiriques ni la simplicité de la forme numérique; alors comme aujourd'hui, sans nous prononcer sur la cause, nous rattachions notre thérapeutique aux faits ressortant des organes essentiellement affectés, et non aux symptômes multipliés, infinis, que chaque expression épidémique semblait produire.

Aussi nous croyons-nous obligé de reproduire nos idées, nos convictions, enfin notre théorie de causaliste, sinon au point de vue de l'essentialité du principe épidémique, soit cosmique, soit tellurique ou autre, du moins comme toxique agissant sur l'économie de plusieurs façons et traduisant ses effets de manière à formuler le caractère distinctif de sa nature spécifique sur le centre rachidien, et, par irradiation physiologique, sur les viscères dont le nerf trisplanchnique possède la suzeraineté. Nous ne voulons pas être empirique comme on l'est à la Pitié; nous ne voulons pas non plus être numériste comme à l'Hôtel-Dieu, mais nous craignons encore plus d'être symptomatiste, comme on l'est à la Charité et ailleurs.

Si l'école anglaise accuse une période prémonitoire, je conçois cette prévoyance prophylactique; si l'opinion française suppose l'incubation, c'est qu'elle ne réduit pas sa foi pathologique à la consécration d'une entité. Tous les poisons agissent sur notre économie de plusieurs manières : les poisons métalliques généralement traumatisent, les poisons vénéneux ou végétaux pervertissent, les poisons venimeux infectent, et tendent l'un et l'autre à amener la mort.

En étudiant l'action spéciale de chacun de ces agents délétères, on arrive *à priori* à déterminer les organes atteints essentiellement; mais cela ne suffit pas pour constituer la causalité, car alors les symptômes ne guident pas, mais la raison physiologique désigne du doigt le centre lésé réagissant et phénoménalisant de mille manières l'expression de la morbificité.

Nous avons parcouru toutes les leçons cliniques écrites et débitées sur le choléra et son traitement, et nous avons vu avec peine que la puissance thérapeutique s'y trouve déchue pour cause de symptomatisme; une sorte de babelisme préside à la désignation des symptômes, de la forme et de sa nature.

Pour être utile ou nécessaire à la jeunesse qui veut s'instruire, il faut ne pas égarer son attention dans cette pluralité d'appréciations que le maître même a beaucoup de peine à régler. Il dit tant qu'il ne dit rien, car je défie un esprit froid et juste de synthéser une analyse dont les éléments sont pris au milieu de phénomènes et d'épiphénomènes dont le nombre pourrait à peine se compter.

Ces digressions professorales ressemblent assez à celui qui compterait les fleurs pour calculer le nombre des fruits, ou qui se voit obligé de tout dire pour dire quelque chose de vrai.

Depuis l'invasion de cette terrible maladie nous avons donné nos soins à de nombreux malades, nous les avons observés avec soin et nous avons jugé nécessaire de prendre *in petto* l'initiative d'une médication répondant non aux symptômes, mais aux lésions profondes des viscères et du système nerveux, agissant alors par induction.

Les résultats se déduisaient en faveur d'une cause occulte dont l'existence se révélait par des phénomènes qui rendaient incontestable notre appréciation étiologique. Témoin des effets que nous avons obtenus, la thérapeutique anticholérique telle que nous la pratiquóns est pour nous militante et triomphante, car les résultats ont été heureux vu l'influence fatale de l'épidémie des années précédentes.

Le choléra se présente sous trois formes : la sidérale, la tétanique et la forme algide ou pernicieuse. Nous ne mentionnons pas ici la forme cyanique de certains auteurs pour nous elle est liée intimement à la période algide et se confond avec elle.

Ces trois formes essentielles sont les seules véritablement bien caractérisées jusqu'à ce jour, car l'essentialité causaliste semble encore inconnue bien que quelques pathologistes en présument la nature. Nous avons déjà, et depuis longtemps, exposé ce que nous pensions à ce sujet, aussi n'y reviendrons-nous pas ici.

Ces trois caractères pathognomoniques ont leurs prodromes ou d'action ou d'incubation, sauf pourtant celle qui frappe apoplectiquement et j'en ai vu de nombreux exemples. La diarrhée précède presque toujours l'invasion de la maladie; elle est, selon nous, la diathèse cholérique, on peut donc l'appeler prodromique.

De là la nécessité de combattre ce précurseur reconnu favorable à la gravité de la contagion, de l'infection, en frappant directement cette première manifestation du principe épidémique. Il faut donc tout d'abord se rendre maître de la diarrhée et surveiller le régime alimentaire, car le signal du choléra est à peu près donné.

Ce tocsin sinistre doit mettre en garde le médecin et le malade; aussi nous réclamons pour ce temps d'incubation, nous pourrions même dire d'invasion, des soins hygiéniques en nous et en dehors de nous, une nourriture succulente, légère, facile à digérer, des boissons toniques sans excès, manger peu afin que la nature des digestions soit meilleure, ne se livrer à aucun excès de travail, modérer et pondérer celui-ci pour conserver le degré de force nécessaire à la conservation des différentes fonctions, mais surtout ne pas rechercher par l'application, de moyens à réaction impossibles, un soulagement qui ne serait qu'illusoire.

Les frictions stimulantes seront toujours bonnes, afin de rendre la peau moins facile aux impressions topiques extérieures. Comme le poumon est en contact continuel avec l'air vicié et que c'est en lui que cet air vicié se décompose, il est bon de prendre dans la journée deux ou trois tasses d'infusions toniques excitantes, aromatiques; le café noir, léger et chaud, le vin aqueux, sucré et chauffé, ou bien du thé dans des proportions rationnelles.

Sous l'influence de ces agents excitants diffusibles, la peau tend à transpirer, et cette action de la peau est la porte ouverte aux éliminations des éléments nuisibles spécifiques qui pourraient se trouver dans l'économie. Les exercices, les promenades dans des lieux bien aérés, le soin d'éviter des émotions attritives ou violentes, l'éloignement de toute action mentale ou physique dont les résultats seraient de déprimer les forces, sont mis en première ligne au point de vue de l'hygiène pour éviter les tendances cholériques ou les combattre.

Toutefois, si les voies gastro-intestinales sont largement encombrées, il faut évacuer l'intestin avec l'eau de Sedlitz; mais avant d'administrer un évacuant il faut bien distinguer si la diarrhée est due à l'action épidémique ou bien si elle est occasionnée par une accumulation de matières fécales. En effet, l'intestin encombré de matières fécales impures, viciées par la bile, aurait toutes les chances possibles pour favoriser le développement de l'élément épidémique; aussi est-ce là ce qui nous fait appeler l'attention sur cet état gastro-intestinal, si facile à faire cesser, et qui persistant faute de soins éclairés, peut donner lieu au choléra.

Toutefois, les purgatifs doivent être choisis parmi les sels, le calomel, la rhubarbe et l'aloès; nous ne nous arrêterons pas à en donner la raison : la manière dont agissent les purgatifs salins est trop connue pour la rappeler ici. Quand la médication vomitive est indiquée, il faut recourir à la poudre d'ipécacuanha à dose élevée.

Là s'arrête pour nous le traitement des prodromes épidémiques; cependant nous ajouterons qu'on ne saurait trop faire pour éviter une maladie dont la nature offre tant de dispositions mortelles.

Nous arrivons maintenant à l'exposition des traitements qui nous ont été si favorables en 1832 et 1849. Nous avons dit que l'épidémie cholérique se traduisait de trois façons :

1° Sidéralement ou apoplectiquement ; ces cas sont assez rares et, dans ces circonstances, il faut surveiller avec grand soin le corps soupçonné mort, car une réaction électro-magnétique pourrait rallumer la vie. Cet avis ne doit servir que pour éviter les inhumations trop précipitées.

2° Algidement ou fièvre algide pernicieuse accompagnée de cyanose, ressemblant beaucoup aux empoisonnements minéraux, et je ne doute pas qu'il n'y ait eu de déplorables exemples de crimes effectués à l'ombre du choléra.

3° Tétaniquement : convulsions musculaires partant des centres nerveux, de celui surtout nommé cérébro-spinal, ayant une cause d'action spéciale sur la moelle épinière et occasionnant des tétanos qui ne sont que la réaction des extrémités nerveuses sur les centres : sorte de choc en retour.

Prodromes. Nous avons dit plus haut que la diarrhée séro-muqueuse blanchâtre, tenant en suspension des grumeaux ressemblant à du riz crevé, était le précurseur d'un état grave dans l'épidémie cholérique.

Nous avons fait pressentir que celle-là seule avait le caractère spécifique ; nous avons dit que c'était dans le plus grand nombre des cas le premier effet d'alarme, et aussi nous sommes-nous exprimé de façon à montrer que dans ces circonstances il faut agir tout de suite et agir énergiquement.

Dans une telle occurrence, médecin et malade doivent dès l'apparition d'un tel symptôme se hâter de le combattre et d'en triompher. Tout en posant ce principe qui pourrait paraître absolu, nous n'avons pas négligé de faire observer que toutes les diarrhées n'appartiennent pas pendant l'épidémie exclusivement à la constitution morbide spéciale.

En effet, le tube gastro-intestinal sera toujours un canal où s'arrêteront, s'accumuleront et se transformeront tous les éléments capables de désordres ou de crises et propres à fournir par eux-mêmes des causes déterminantes de maladies plus ou moins variées.

Il va sans dire qu'en pareil cas le médecin, tout en pensant au génie épidémique, doit aussi constater la présence des humeurs qui ne seraient autre chose que des principes toxiques ou septiques. Dans cette occasion, les purgatifs salins sont indiqués et les astringents seraient

nuisibles même au milieu de toute la virtualité épidémique. L'ipécacuanha et les purgatifs salins sont, comme nous l'avons dit plus haut,
de première nécessité.

Si vous supprimez les évacuations diarrhéiques dépendant d'une di-
gestion viciée, d'une altération des matières fermentescibles dans le
tube intestinal, d'un détritus résultat de la chimie morte, vous aurez
bientôt la maladie typhoïde avec le cachet épidémique ; mais alors vous
n'aurez pas de choladrée : ce sera la forme tétanique ou cérébro-spinale.

Contre la diarrhée épidémique, les astringents, l'amidon, le lauda-
num, le ratanhia, la pulsatille, le vératrum, le sous-sulfate d'alumine, etc., etc.; contre la diarrhée humorale, les purgatifs salins,
l'eau glacée, l'eau impressionnée de quinine ou l'ipécacuanha.

On voit par là combien nous craignons, dans le temps d'épidémie, le
médecin qui ne voit que les effets et les symptômes, et combien nous
nous efforçons de démontrer la nécessité de remonter à la cause
pathologique, sinon à la spécificité.

FORME SIDÉRALE. — Cette forme ne se fait pas pressentir, aucun pro-
drome ne l'annonce ; elle frappe et tue le malade avec une rapidité
effrayante.

L'apparition seule de l'épidémie doit tout aussitôt disposer chaque
individu à conjurer, par des précautions convenables, toute atteinte
du fléau et surtout cette forme qui a des effets si terribles et si prompts.
La condition hygiénique individualisée, c'est-à-dire relative, est le
seul moyen de parer à l'action puissante et trop de fois mortelle de
l'influence spéciale. On ne peut donc s'en garer qu'en créant en soi et
autour de soi des moyens de résistance. Ce dernier mot suffit pour
montrer que les excès en tout genre, que la dépression de la vie et l'altération des lois physiologiques sont des causes essentiellement pré-
disposantes à l'invasion du choléra et à ses brusques attaques.

FORME ALGIDE. — Après la forme sidérale, la forme algide est la plus
grave. Cette période du fléau est précédée d'un état adynamique considérable ; la vie nerveuse s'affaiblit, puis devient négative. Si elle
arrive à cette dernière période, la négation de la réaction est complète,
la mort est infaillible, car si la réaction survient tous les effets en sont
terribles pour les centres nerveux ; le choc en retour est tel que le
bénéfice qu'on pourrait en retirer devient funeste. En effet, l'agent
toxique, à ce point avancé de la période algide, a frappé mortelle-

ment les siéges de la vie. Dans ce cas, le malade meurt sans convulsions, la vie s'éteint physiquement d'abord, car le corps est mort que
le principe vital séjourne encore dans le cerveau.

C'est à cette forme que nous rattachons la cyanose qui, comme nous
l'avons dit déjà, est essentiellement liée à la forme algide. On donne
le nom de cyanose à une complication ordinairement mortelle carac-
térisée par une teinte violacée des surfaces et dont la cause se
trouve dans la stagnation du sang veineux dans l'appareil capillaire,
stagnation qui est causée par un état du sang à l'état de gelée dé-
layée, auquel les déperditions cholériques ont fait perdre la plus
grande partie de son albumine ou de sa plasticité.

Remarquons bien que cet état pathologique survient après la colli-
quation chyleuse à laquelle se joint une expulsion sécrétionnelle séro-
muqueuse considérable.

Quand il n'y a plus d'éléments possibles pour réparer par l'hématose la déperdition du principal agent de la réparation dynamique, c'est
alors que l'on voit venir tous ces désordres cyaniques qui accompa-
gnent l'expression algide.

Un simple rapprochement peut nous donner l'explication des
symptômes d'une fièvre intermittente grave, fièvre dont nous pla-
çons le siége dans la moelle épinière. Beaucoup de signes patholo-
giques offrent une certaine analogie avec la réfrigération cholérique;
dans ce cas-ci, si l'action est plus forte, l'expression plus profonde,
c'est que le centre nerveux rachidien a été atteint au point que la sidération viscérale s'est ressentie de suite de la sidération du centre
nerveux.

Notre opinion à l'égard des fièvres intermittentes est formulée depuis longtemps; dès 1822 je disais que la fièvre intermittente n'était
qu'une condition d'altération fonctionnelle de la moelle épinière, et
cela est tellement vrai que tous les médicaments qui ont une action
spécifique sur cette partie essentielle de la vie organique, triomphent
de cette intoxication à forme intermittente. Mais nous nous réservons
de revenir sur cette analogie d'affections présentant leur siége dans le
même organe, en parlant du traitement par les ventouses.

Contre la forme algide, après avoir tout fait pour sévir contre la ma-
adie, on doit tout d'abord protéger la caloricité et la faire pénétrer
au dedans plutôt qu'au dehors; car la vie trisplanchnique est nulle,
sans caloricité et sans incitabilité nerveuse; les organes viscé-

raux cessent leurs fonctions : celles-ci étant suspendues, la vie s'en-
fuit, elle se retire pour quelque temps dans le cerveau, citadelle qui
résiste encore après que tout semble consommé, puis bientôt après il
ne reste plus qu'un cadavre. Vers la fin de cette période la mort n'a
plus à redouter la vie ; aussi à ce degré les progrès de la maladie sont
rapides et le malade succombe en peu d'instants et sans souffrance.

Pour combattre un état si désespéré, que faut-il faire ? Nous allons
l'indiquer.

Toutes les demi-heures une friction alcoolique chaude pratiquée
avec la laine comme tissu isolant ; toutes les heures un lavement
d'herbes ou de fleurs aromatiques contenant un verre de vin rouge,
une cuillerée de teinture de ratanhia, autant de sous-sulfate d'alumine,
enfin un verre de café léger ou de thé vert. Ce remède chaud excitant
rendra la vie en la soutenant de manière à y ramener la chaleur. Cette
caloricité nécessaire ou cette action électro-magnétique artificielle
rappelle la circulation viscérale, réchauffe le sang, y rétablit l'action
de la chimie vivante, le sang rouge reparaît, le sang noir lui fait place.
La vitalité se réorganisant, le malade est alors sauvé. Mais là ne se
borne pas le traitement ; il faut que l'estomac, comme centre de la vie
de réparation, trouve dans la médication les ressources qu'il a per-
dues. Eau glacée aromatisée, bouillon glacé parfaitement dégraissé,
grog congelé, champagne à la glace : tels sont les moyens que l'on doit
employer pour rendre à l'estomac son degré de tonicité nécessaire à
l'entretien de la vie.

Si des douleurs nerveuses s'y faisaient sentir accompagnées de sen-
timents de brûlure, on devrait alors imprégner d'huile aromatisée toute
la surface de l'abdomen et répéter ces frictions le long du rachis. On
pourrait même pratiquer une irrigation aqueuse réfrigérée sans durée.

Il faut bien se garder dans ce cas des sinapismes, vésicatoires ou
ventouses, car on dépenserait en combat inutile le peu qui reste
de la vie, et la moindre déperdition occasionnerait un préjudice
irréparable. Quant à l'administration de l'opium, nous la tolérons quel-
quefois, mais elle n'est pas plus efficace que dans les empoisonnements
métalliques arrivés au dernier degré. On peut aussi donner en boisson
le lait coupé, en un mot et pour généraliser, on doit employer toutes
substances tendant à la constipation et rejeter comme nuisibles celles
qui relâchent.

TRAITEMENT DE LA FORME TÉTANIQUE. — Le choléra à forme tétanique non-seulement est ordinairement mortel mais encore il fait mourir avec de cruelles douleurs; il fait mourir comme si la question opérait avec toute sa barbare énergie, il fait mourir enfin avec le désespoir, car la vie de relation a ordinairement toute sa puissance.

Témoin et médecin dans de nombreuses circonstances, j'ai pu vaincre cet état affreux en usant avec énergie des moyens dont il a été question. Je pourrais même citer quatre cas où les malades furent sauvés comme par miracle à l'aide des moyens dont j'ai rappelé ici l'usage, et que j'ai employés en 1832 et 1849.

Avant de terminer notre digression si succincte sur le choléra et son traitement, nous devons mentionner la singularité de l'idée émise par beaucoup de médecins, que cette maladie grave ne prend son nom qu'à son *ultima ratio* sur l'économie; mais qu'on sache donc que le choléra, comme toutes les maladies, a son invasion, son accroissement, sa condition stationnaire et sa fin fatale ou favorable, comme la fièvre typhoïde, une pneumonie ou toute autre maladie qui peuvent devenir graves; ainsi que la rougeole, la scarlatine, les fièvres intermittentes prétendues pernicieuses. L'apoplexie pulmonaire n'offre-t-elle pas aussi ces différentes stades dans son passage d'un état à un autre? Pour nous, au point de vue philosophique, il en est du choléra comme de toutes les autres maladies; et dans ces différentes périodes décrites, arrivant les unes après les autres, il existe aussi bien à la première qu'à la dernière. Tel est notre avis.

Pour nous, la période prémonitoire est le milieu épidémique; les prodromes, l'action d'incubation, la choladrée, l'invasion franche, l'algide ou le tétanos, deux formes différentes dans la réaction. Le foudroiement ou la sidération, l'action toxique imprimée mortellement, sorte d'apoplexie traumatique des centres encéphaliques.

En envisageant le choléra sous cet aspect, on ne doit le redouter pas plus qu'une inflammation grave du péritoine, qu'un empoisonnement actif, qu'une pneumonie ou pleurésie, qu'une rougeole ou une variole confluente, toutes maladies ordinairement mortelles si l'on ne sévit pas énergiquement contre elles. J'en pourrais dire autant de la fièvre typhoïde au troisième septénaire qui, on le sait, compte peu de cas de guérison.

Ce qu'il faut faire dans l'invasion du choléra, c'est de sévir fort et vite contre les premiers symptômes avant-coureurs ou éclaireurs du mal, dont la moindre attente enlèverait vite l'espoir d'en triompher.

Il faut, d'abord, vaincre les signes précurseurs du choléra qui annoncent son action délétère, les préparations diffusibles et astringentes avec les rubéfactions de la peau et l'usage des ventouses brûlées sur l'épine dorsale; moyen qui enlève l'oppression ou ce poids si considérable qui occupe la région épigastrique, ainsi que les vomissements et envies de vomir et les crampes d'une façon soudaine.

Les remèdes amylacés et opiacés ne produisent jamais de mal, mais aussi ils sont loin de donner toute la satisfaction qu'on leur a prêtée.

Si la période algide survient, il faut reporter la vie sur toute la voie intestinale, ranimer la vie des viscères, titiller la surface cutanée, ne point la suffoquer de caloricité, car toute dérivation calorifique est dangereuse et tend à faire déserter la vie au dehors. Les remèdes vineux, du café, les boissons agréables stimulantes, telles que les eaux aromatiques avec l'élixir de Garus sont efficaces; entrecouper toutes ces boissons d'eau fortement glacée, les donner par petites gorgées, disposer le malade de manière qu'il puisse respirer facilement, le corps et la tête placés sans contraction musculaire. Il en sera de même pour celui qui, placé dans le décubitus dorsal, permettra à la poitrine de se distendre plus facilement et au diaphragme d'agir plus librement, et, par ce moyen, la respiration sera rendue moins difficile. On peut aussi, dans cette période, employer l'éther et l'ammoniaque, si, toutefois, l'oppression n'est pas trop grande; car on pourrait craindre alors la suffocation qu'un agent vaporisé pourrait produire.

La chambre sera fortement aérée; les personnes auprès du malade seront rares ou en raison de l'étendue de l'appartement. Le malade sera transporté au milieu de la chambre, des efforts faciles seront exercés sur les parties latérales de la poitrine pour créer une sorte de soufflet mécanique. Le corps sera couvert, mais non lourdement; tout ce qui peut causer la moindre oppression sera éloigné. Nous ne voulons pas, dans cette période, de sinapismes : la vie est trop faible au dedans pour la dépenser au dehors. L'électricité même a ses dangers, car la négation du dedans pourrait se combiner positivement au dehors, contrairement à la condition dynamique qu'on voudrait introduire dans l'économie.

Les bains chauds sont pernicieux, car tout ce qui pourrait embarrasser la respiration serait fatal. Ceux qui nous liront réfléchiront, et, d'après les données que nous venons de tracer, pourront ajouter encore mille précautions hygiéniques nécessaires.

Si, au lieu d'une négation réactionnelle, on se trouve en face d'un tétanos, le traitement prendra une forme relative : l'opium alors si héroïque au dedans par l'estomac, la glace en petits morceaux, les ventouses sur le rachis avec vésiculation des brûlures, les remèdes antispasmodiques, les frictions générales et brûlantes sur la ceinture diaphragmatique, la massation, la respiration éthérée ammoniacale jusqu'à un premier degré d'enivrement, viendront établir une lutte héroïque et procurer un résultat heureux.

Le traitement tuteur de la réaction est difficile dans la période algide ; il faut, en quelque sorte, prendre la vie qui reste pour la disposer en faveur de la réhabilitation de la vitalité physiologique. Le soin dispensateur du médecin est infini ; il faut qu'il livre à peine de combat et qu'il fasse avec défiance la médecine de perturbation. Ne rien faire vaudrait mieux que faire beaucoup ; une expectation, en quelque sorte, qui protégerait, vaudrait mieux que l'action incessante d'un zèle qui agit trop souvent.

Un vésicatoire sur l'épigastre et le long de la colonne vertébrale offre des points sur lesquels la réaction vient s'amortir, et cela afin d'éviter une complication fâcheuse, cérébrale.

Les convalescences sont difficiles ; aussi est-il prudent de suivre en ceci, comme dans toutes les maladies qui arrivent au dernier degré d'adynamie générale, un traitement des plus rigoureux entouré de nombreux soins hygiéniques : c'est le seul possible. Nous n'avons pas besoin d'éclairer les médecins sur cette nécessité ; chacun d'eux est pénétré de ces précautions nécessaires.

Nous n'avons pas parlé en particulier du traitement du choléra foudroyant, parce qu'on trouvera facilement parmi les moyens thérapeutiques dont nous venons de développer la puissance les remèdes nécessaires aux différents cas auxquels on pourrait avoir affaire.

Nous avons à dessein réservé pour la fin de parler de deux applications essentiellement utiles : nous voulons dire la saignée et les ventouses.

DE LA SAIGNÉE DANS LE CHOLÉRA.

La saignée est une médication accidentelle et d'actualité dans le choléra, et encore elle ne peut être pratiquée que dans le cas où il faut soutirer des veines un sang noir, épais, sang qu'on ne peut extraire qu'en pressant dans un sens déterminé le trajet veineux. L'utilité de la saignée dans ce cas est la même que chez le vieillard , ainsi que nous l'avons le premier indiqué , afin d'ôter des éléments de sanguinification, car la respiration chez le vieillard n'est ni assez forte ni assez étendue pour rehématoser toute la masse de sang noir.

Dans le cas de choléra, en pratiquant une saignée, on retire une partie du sang noir gélatineux, et dès lors la circulation devenant plus libre a plus de facilité soit à s'oxygéner, soit à reprendre son cours.

La saignée n'est donc pas un remède spécifique, mais une obligation imposée par les symptômes.

DES VENTOUSES DANS LE CHOLÉRA.

Nous avons souvent été émerveillé des succès obtenus à l'aide de ventouses. Dès que la choladrée devient sérieuse et que les crampes et la suffocation apparaissent, ce poids ressenti sur le centre phrénique, cette sensation oppressive désigne bien le désordre physiologique du grand muscle inspirateur et expirateur, autrement dit du diaphragme. La négation de cet organe, qui ne s'élève ou ne s'abaisse plus, donne l'explication de l'insuccès de l'hématose, et par conséquent le sang n'étant plus oxygéné d'un côté, perdant de l'autre son albumine par les selles séro-muqueuses, le désordre de la circulation est à son comble, et c'est la cause de la formation de ce sang en gelée dans les veines. Nous avons vu à la suite d'application de ventouses la respiration devenir plus libre, se rétablir complétement, et nous sommes persuadé que dans ce cas les ventouses ont sauvé le malade.

Sous l'empire d'une observation aussi rigoureuse, aussi suivie que celle à laquelle nous nous sommes livré depuis l'invasion du choléra en France , je n'hésite pas à proclamer que le choléra, à mon point de vue, n'est une maladie grave et mortelle qu'autant qu'on néglige sa nature , son siége et son traitement, et surtout et avant tout si l'on abandonne les prodromes à eux-mêmes.

Depuis la nouvelle invasion nous avons eu l'occasion de traiter un assez grand nombre de malades atteints, et jusqu'à ce jour nous n'avons pas à déplorer des espérances illusoires; ceux que nous avons soignés auraient pu succomber.

Et voici les moyens qui ont été mis en usage :

Il est avéré qu'on peut triompher du choléra presque toujours dans son début, souvent dans sa marche et trop rarement dans sa dernière période, qu'on peut nommer tétanique ou algide cyanosée.

Dans son invasion choladrique, l'usage très-rapproché d'un mélange d'eau de menthe, d'eau de cannelle, d'élixir de Garus à doses égales, de teinture de ratanhia, de sirop d'hydrochlorate de morphine et d'ammoniaque à doses convenables. S'il y a des envies de vomir incessantes, il faut emplir l'estomac d'eau tiède et finir par l'usage d'un fort ipécacuanha. Si des crampes surviennent, si l'oppression s'y joint, si enfin un poids épigastrique se fait sentir, les ventouses sur le rachis et sur l'épigastre, appliquées une heure, enlèvent spontanément tous les symptômes. L'eau de Sedlitz vient ensuite confirmer la victoire.

Au moyen de grands verres ordinaires, les ventouses en grand nombre, appliquées de manière à ne pas gêner les muscles inspirateurs, sont toujours héroïques et énergiques dans la forme tétanique. elles ne sont nécessaires, dans la période algide, que quand les crampes s'ajoutent à la réfrigération générale ; mais, dans ce cas, user largement de lavements chauds aromatiques, vineux, même additionnés de thé et de café, afin de contre-balancer la dérivation vitale que peuvent produire les ventouses. Dans l'algide cyanosée, nous faisons pratiquer de petites saignées afin de combattre l'obstruction des veines, et nous ajoutons l'ammoniaque aux remèdes, et même l'alun, si la diarrhée continue à être torrentielle. Je dis ce mot, parce que j'ai eu l'occasion de l'observer plusieurs fois, afin de faire dominer l'alcalinisation ; car nous professons l'idée que l'acidité domine dans cette circonstance. Dans la forme tétanique, où les douleurs des contractions musculaires sont vives, l'extrait aqueux d'opium par l'estomac et l'eau glacée sont les seuls moyens qui m'ont inspiré de la confiance et donné de parfaits résultats.

Les frictions générales éthérées ammoniacales et camphrées ne peuvent qu'aider l'action médicatrice interne.

Les sinapismes aux extrémités inférieures ne sont applicables que dans les énergiques réactions cérébrales ; toutefois ils peuvent être utiles dans les tendances préjugées d'une forte réaction. Nous n'en dirons pas davantage ; car, dans cette notice, nous nous sommes déjà exprimé sur la médication anticholérique générale.

FIN